AF463603

Dr Adolphe PINARD

PROFESSEUR A LA FACULTÉ DE MÉDECINE DE PARIS
MEMBRE DE L'ACADÉMIE DE MÉDECINE

DE LA PUÉRICULTURE

Extrait du *Bulletin des Amis de l'Université*

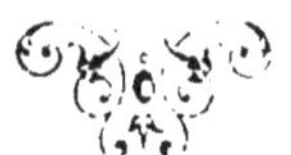

LYON
IMPRIMERIES RÉUNIES
8, RUE RACHAIS, 8

1908

Dr ADOLPHE PINARD

PROFESSEUR A LA FACULTÉ DE MÉDECINE DE PARIS
MEMBRE DE L'ACADÉMIE DE MÉDECINE

DE LA PUÉRICULTURE

Extrait du *Bulletin des Amis de l'Université*

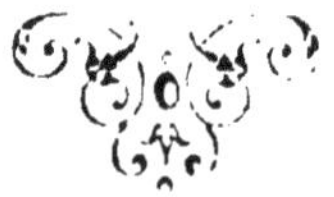

LYON
IMPRIMERIES RÉUNIES
8, RUE RACHAIS, 8

1908

DE LA PUÉRICULTURE (1)

Par le Docteur Adolphe Pinard

Professeur à la Faculté de médecine de Paris,
membre de l'Académie de médecine.

Mesdames, Messieurs,

Quand on me proposa de faire à la Société des Amis de l'Université lyonnaise une conférence sur un sujet de mon choix, j'acceptai cet honneur, non seulement avec empressement, mais encore avec joie. Venir à Lyon, dans cette grande ville, où les sentiments philanthropiques ont de si profondes racines, venir dans cette Université où je compte tant de vieux camarades et de chers amis, pour y parler de Puériculture, était la réalisation d'un de mes ardents désirs !

Aujourd'hui, en voyant la constitution de l'auditoire, qui vient de me faire un accueil si sympathique, je constate que je ne pourrai réaliser mon rêve qu'en partie. Oh ! je ne veux pas dire que j'ai éprouvé une déception, en parcourant des yeux les gradins de cet amphithéâtre; je suis trop Français pour cela. Mais, reconnaissant combien sont nombreuses mes auditrices, il m'apparaît impossible de traiter mon sujet avec toute l'ampleur qu'il comporte, sans m'exposer à recevoir de la part de quelques-unes l'épithète de *Gaulois*. Non qu'il y ait, dans chacun des chapitres du sujet que je désirerais vous exposer, quoi que ce soit d'immoral, loin de là — car je considère et j'affirme qu'il n'en est pas d'où découle une morale plus élevée — mais à l'heure actuelle, en raison de l'imprégnation atavique de notre éducation, il est des choses absolument naturelles, dont on ne peut guère encore parler sans paraître s'écarter quelque peu de la civilité puérile et honnête. Désirant avant tout éviter le moindre reproche, et ménager toutes les

(1) Conférence faite à la Société des Amis de l'Université Lyonnaise, le 2 février 1908.

susceptibilités personnelles, je vais aujourd'hui me limiter et je ne vous parlerai que d'un seul chapitre de la Puériculture.

Mais, tout d'abord, je crois qu'il est indispensable de m'expliquer sur la signification du mot *Puériculture*.

Ce mot est jeune, et cependant il a une histoire, et une histoire si suggestive, que je n'hésite pas à vous la résumer. Qui a créé cette expression ? je l'ignore, mais je puis affirmer qu'elle est jeune, car quand l'Académie française prit le rôle de lexicographe pour constituer, comme le dit Littré : « à l'aide des dictionnaires préexistants et de ses propres recherches, le corps de la langue usuelle », elle ne fit pas mention du mot Puériculture, et vous le chercheriez en vain dans les sept éditions du *Dictionnaire de l'Académie, qui se sont succédé* depuis 1696 jusqu'en 1878.

Par exemple, vous le trouveriez dans le dictionnaire du grand lexicographe, qui s'est efforcé de rassembler tous les termes ayant « chance d'être de quelque besoin à un homme cultivé ». En effet, dans le Dictionnaire de Littré, paru en 1863, vous trouvez le mot avec la définition suivante : *Art d'élever les enfants au physique et au moral*, et précédé de la petite croix indiquant que ce mot n'est pas dans le Dictionnaire de l'Académie.

Sans vouloir prétendre que mes recherches ont été complètes, celles que j'ai pu faire dans la littérature médicale ne m'ont pas permis de rencontrer ce mot avant 1865, année où le docteur Caron publia un travail intitulé : *Introduction à la Puériculture*. L'année suivante, le même auteur publia un ouvrage ayant pour titre : *La Puériculture ou la science d'élever hygiéniquement et physiologiquement les enfants* (1).

Pour vous faire comprendre la façon dont fut accueilli le mot et la signification qu'on lui donnait, je vous demande la permission de vous citer quelques lignes extraites de la préface du docteur Caron :

« Nous transcrirons ici, dit-il, la réponse du secrétaire géné-

(1) En lisant sur la couverture le titre de deuxième édition, on pourrait croire qu'il y en a eu une première, ce qui n'est pas ; l'auteur prend soin de dire dans la Préface que s'il a donné à sa publication le titre de deuxième édition, c'est qu'en réalité c'est la reproduction du cours qu'il a publié dans le Concours Médical en 1864.

ral de la réunion des délégués des Sociétés savantes des provinces, séant à la Sorbonne, le 1er avril 1864.

« D. — Monsieur, la question de puériculture, portée au programme, est-elle donc définitivement écartée ?

« R. Le secrétaire. — Monsieur, c'est le mot. M. le Président ne peut donner la parole sur cette question qui pourrait provoquer l'*hilarité* dans la réunion, etc., etc.

« Quelque temps après, au mois de novembre de la même année, au moment d'ouvrir mes conférences, l'autorité elle-même, susceptibilisée du néologisme de la Puériculture, nous mettait en demeure de lui fournir des explications sur la forme et le fond de ces nouvelles études ; quand enfin, Son Excellence, M. le Ministre de l'Instruction publique (1), mieux édifié sur la substance des questions qui composait le nouvel enseignement que nous nous proposions d'ériger en sujet de doctrine, nous libella, le 11 janvier 1865, l'autorisation d'ouvrir, au Cercle des sociétés savantes, quai Malaquais, 3, un cours public de *Puériculture*. »

Dans ce livre qui contient tant de bonnes choses... en germes surtout, le docteur Caron, après avoir exposé les raisons qui militent en faveur du mot, après avoir répondu aux différentes et nombreuses objections formulées contre l'expression de Puériculture, donne à ce mot cette signification : *Science qui apprend à élever physiologiquement les enfants*, et il formule la légende aphoristique suivante :

La Puériculture est à la santé des enfants ce que l'agriculture est à la fertilité du sol.

Malgré l'estampille officielle, malgré les efforts de notre confrère, le mot de Puériculture ne se vulgarisa pas, et on ne le rencontre ni dans les ouvrages — cependant si nombreux — traitant de l'obstétrique, ni dans ceux qui sont consacrés à l'hygiène infantile, publiés depuis 1866 jusqu'en 1895.

C'est en 1895 que parait à nouveau le mot Puériculture, qui sert de titre à deux communications faites, l'une à l'Académie

(1) C'était le grand ministre libéral et philanthrope Victor Duruy.

de médecine, l'autre à la Société de médecine publique et d'hygiène professionnelle (1).

Je dois à la vérité de dire que depuis plusieurs années déjà ce mot était communément employé par l'auteur de ces communications dans ses leçons officielles.

En 1897, un éminent statisticien publie un travail intitulé : *Puériculture à bon marché* (2) — je reviendrai sur ce travail dans le cours de cette conférence — et en 1898, l'un de mes élèves, le docteur F.-C. Bachimont, publiait une thèse sur la Puériculture (3).

Malgré cela, en 1899, j'eus quelque peine à faire accepter par le Comité d'organisation du Congrès international d'hygiène et de démographie, devant se tenir en 1900, mon projet de trois rapports sur les grands chapitres de la Puériculture.

Le président de la quatrième section, M. Bergeron, secrétaire perpétuel de l'Académie de médecine, éprouvait des scrupules à mettre à l'étude un tel sujet ou un sujet représenté par un tel mot. Je ne pus vaincre sa résistance qu'en lui démontrant que le mot Puériculture devait être ainsi défini : *La science ayant pour but la recherche des connaissances relatives à la reproduction, à la conservation et à l'amélioration de l'espèce humaine*. Et les trois rapports furent faits et discutés au Congrès (4).

A partir de ce moment, le mot se vulgarise avec une rapidité étonnante et on le rencontre dans tous les travaux publiés sur l'hygiène infantile, aussi bien en France qu'à l'étranger. A l'heure actuelle, il est de mode, je dirais plus, il est de bon ton dans les salons de parler de Puériculture. Tout le monde en fait, ou veut en faire, mais beaucoup, hélas ! sans bien savoir ce que c'est. Car, il faut le reconnaître, si le mot est connu, la

(1) De la Puériculture intra-utérine. Communication faite à l'Académie de médecine le 26 novembre 1895 par A. Pinard, et à la Société de médecine publique et d'hygiène professionnelle le 24 décembre 1895. Voir aussi, du même auteur, *Clinique obstétricale*, 1899, p. 47 et suivantes.

(2) Voir Bertillon. La puériculture à bon marché. *Revue d'hygiène et de police sanitaire*, 1897, nº d'avril p. 314.

(3) Documents pour servir à l'histoire de la Puériculture intra utérine, par F.-C. Bachimont, thèse 1898.

(4) Voir compte rendu du Xᵉ Congrès international d'hygiène et de démographie 1900, p. 411 et suiv., le 1ᵉʳ par le Dʳ Comby, Puériculture avant la procréation ; le 2ᵉ par le Dʳ A. Pinard, Puériculture pendant la gestation ; le 3ᵉ par le Dʳ P. Budin, Puériculture après la naissance.

chose l'est beaucoup moins, et c'est pour cette raison qu'en vieux puériculteur que je suis, je vais avoir l'honneur de vous parler de *Puériculture*.

* * *

Pour les raisons auxquelles j'ai fait allusion tout à l'heure, je ne vous parlerai que du chapitre ayant trait à la conservation des êtres humains déjà nés.

Et ce terrain, nous le limiterons encore. Il ne comprendra que l'étude des moyens à employer pour conserver les enfants, de la naissance, à la fin de la deuxième année.

Pourquoi cette limite ? Je vais vous l'expliquer. C'est pendant cette période que les enfants sont surtout difficiles à conserver. Toutes les statistiques démontrent en effet que la mortalité infantile est particulièrement accusée pendant les deux premières années. Et, d'autre part, si les statisticiens parlent de chiffres qui prouvent que la mortalité s'abaisse de la naissance à la fin de la deuxième année, les médecins, les puériculteurs savent que les enfants présentent au maximum des aptitudes aux réceptivités morbides pendant tout le temps nécessaire à l'évolution de la première dentition, laquelle n'est guère achevée avant la fin de la deuxième année. J'ajoute que les puériculteurs crient bien haut que pendant ces deux premières années, les enfants courent les plus grands risques au moment des mois chauds, des *mauvais mois* (juin, juillet, août et septembre), et chaque fois aussi qu'un groupe dentaire apparaît chez eux, qu'ils *percent* des dents, comme on le dit vulgairement, car ils sont alors en état de crise, c'est-à-dire en état de moindre résistance.

C'est cette mortalité infantile si accusée des deux premières années, qui a frappé l'esprit des statisticiens, des économistes, des patriotes, des philanthropes. Considérant que dans notre pays, à l'heure actuelle, la natalité est très restreinte, ils demandent qu'on fasse au moins le nécessaire pour conserver les enfants qui naissent.

Mon but unique, dans cette conférence, *est de répondre* à leur désir.

Eh bien, il naît actuellement en France un peu plus de 800.000 enfants (il en est né 806.847 en 1906), que faire pour en conserver le plus possible ? Comment agir pour qu'ils puissent croître et se développer normalement ? Théoriquement, la réponse est facile : il *faut* les bien *alimenter* et il *suffit* avec cela de les soustraire aux influences nuisibles.

Les bien alimenter ! Je pourrais dire que toute l'importance du sujet est là, car les preuves abondent, démontrant que la morbidité et la mortalité de la première enfance sont causées, le plus souvent, par une alimentation mauvaise ou insuffisante. Cela étant indiscuté et indiscutable, cela étant reconnu par tous, nous devons rechercher quelle doit être la *bonne alimentation* du nouveau-né. Or, il est universellement affirmé et proclamé par tous les hygiénistes, médecins et puériculteurs, que le *seul bon aliment pour l'enfant est le lait de sa mère*. Il n'est pas un lait d'animal, il n'est pas un produit quelconque qui puisse lui être comparé. Il n'est pas seulement l'aliment complet, parfait, élaboré pour le nouveau-né, il est aussi le seul qui, puisé directement à sa source par la bouche de l'enfant, ne puisse jamais être *contaminé* et soit toujours ingéré à la température convenable.

Cette prémisse, contre laquelle rien ne peut prévaloir étant acceptée, nous devons immédiatement nous demander si toutes les mères ont du lait. Je n'hésite pas à répondre par l'affirmative. Des mères n'ayant pas de lait? Je n'en ai jamais vu, depuis plus de trente années que je m'occupe de l'allaitement maternel! Parce qu'il peut se rencontrer, parce qu'il se rencontre de pauvres mères infirmes qui, par anomalie de développement ou par suite d'accidents, présentent des glandes mammaires rudimentaires ou mutilées, s'ensuit-il que l'on soit autorisé à dire que toutes les mères n'ont pas de lait ? Parce que de pauvres êtres humains sont nés sans jambes, ou en ont été privés par suite d'accidents ou de maladies, est-on autorisé, pour cette raison, à dire que tous les êtres humains ne sont pas des bipèdes ? Non, dire : il y a des femmes qui n'ont pas de lait, équivaut à propager une erreur absolue. Ce cliché absurde et dangereux, adopté par nombre de personnes, parmi lesquelles, hélas ! des médecins, doit définitivement disparaître. Il y a des femmes infirmes, il y a des femmes malades, oui, cela est vrai, mais elles constituent une rare exception et nous ne devons envisager ici que la règle.

Or, s'il est admis, reconnu, avéré par tous les observateurs sérieux que toutes les mères ont du lait, est-ce que toutes les mères allaitent ? Hélas ! trois fois hélas ! il est loin d'en être ainsi. La semaine dernière, il est né, à Paris, 1.047 enfants. Or, on peut lire dans le *Bulletin statistique de la ville de Paris*, que sur ces 1.047 enfants, 306 ont été mis en nourrice, que sur ce nombre, 56 devront être allaités au sein, et, que les 250 autres recevront une autre nourriture. Nous savons donc déjà, officiellement, que le quart des enfants de Paris sont élevés au biberon, mais nous ne savons pas pour cela la vérité, car nous ignorons comment ceux (741), dont la mise en nourrice n'a pas été déclarée, seront élevés. Voilà ce qui se passe actuellement à Paris, et j'ai peur qu'il en soit ainsi à Lyon et ailleurs.

Ce lamentable et désastreux état de choses étant constaté, cette plaie par où s'en va, comme je vous le démontrerai, une partie de la vie de la France, étant mise à nu, examinons, si vous le voulez bien, pourquoi autant de mères n'allaitent pas leurs enfants. L'observation attentive démontre que les mères n'allaitant pas peuvent se diviser en deux grandes catégories : les mères qui ne *veulent* pas, les mères qui ne *peuvent* pas.

Jetons un coup d'œil rapide sur ces deux catégories de malheureuses, et recherchons les causes qui font de ces mères des êtres antinaturels.

Les femmes ne voulant pas allaiter leurs enfants sont, pour la plupart, des femmes privilégiées, au point de vue de leur situation sociale. Elles ont la fortune ou l'aisance au moins, elles ont la famille. Il ne leur manque que ce qui est capital et prime tout : le caractère. Elles jugent que la *maternité du sang* — souvent subie et non recherchée — leur suffit, elles redoutent et esquivent la *maternité du sein*. Obéissant alors à une tradition néfaste, elles prennent à leur service ce qu'on appelle une *nourrice mercenaire*, c'est-à-dire une femme qui, moyennant salaire, donnera son lait et ses soins à leur enfant. Elles agissent par tradition, et je veux le croire, aussi, par ignorance surtout. Eh bien, aujourd'hui, il faut les renseigner et leur montrer quelle mauvaise action elles commettent.

La nourrice mercenaire est un reste de l'époque barbare

et l'un des derniers vestiges de l'esclavage. Si l'on comprend son existence à l'époque où la vie des serfs ne comptait pas, où l'on prenait une serve, qui non seulement allaitait l'enfant du seigneur ou maître, mais encore, comme nous l'apprennent les historiens et les littérateurs, quand il était de leur sexe, lui consacrait toute sa vie; cela doit apparaître aujourd'hui, aux yeux de tous, comme un fait absolument monstrueux : la vie de tout être humain est ou doit être sacrée dans toute société soi-disant civilisée, et je me demande quel a été, quel est le sort des propres enfants des nourrices. Cet enfant, ce paria, ce sacrifié, personne n'en parlait autrefois. Même les poètes ont chanté les qualités, pour ne pas dire les vertus de ces nourrices, confidentes de leurs maîtresses, et qui n'étaient pas autre chose que des mères ayant abandonné leur enfant ! Je sais que la Grèce, au temps de sa splendeur, avait ses ilotes ! Les ilotes ont disparu, mais la nourrice est demeurée. Personne n'a élevé la voix en faveur du petit être abandonné par sa mère. Oh ! je n'entends pas parler du moyen âge, croyez-le bien, mais d'une époque beaucoup plus rapprochée de nous. Il y a même quelque chose de mieux. Ce grand écrivain, ce pseudo-philanthrope, qui entreprit une croisade si retentissante pour encourager les belles madames à allaiter leurs enfants, que fit-il lui-même ? que fit J.-J. Rousseau ? Vous le voyez prendre pour son Emile « une nourrice nouvellement accouchée » et ne pas dire un mot de l'enfant de cette nourrice ! Aussi, malgré Rousseau demandant qu'on en revint aux lois naturelles, la nourrice persista.

Cependant, à la fin du XVIIIe siècle, et pendant la première moitié du XIXe, des voix s'élevaient pour proclamer l'effroyable mortalité infantile, observée dans certaines régions de la France, où les mères se livraient à l'industrie nourricière. Quelques médecins, des philanthropes, des démographes, réclamèrent des mesures propres à faire cesser cette monstruosité.

Aussi, des ordonnances, des édits furent-ils publiés pour le faire cesser. Mais ces mesures se montrèrent inefficaces : la tradition, les mœurs, l'ignorance, persistèrent dans leur rôle meurtrier, et les enfants des nourrices continuèrent à mourir. Ce ne fut qu'à une époque assez rapprochée de nous, que véritablement l'opinion publique s'émut. Sous l'influence de communications si tristement révélatrices, faites par des médecins, à la tribune de l'Académie de médecine, sous l'influence aussi des effroyables désastres que venait de subir notre pays, on comprit que, là aussi, quelque chose était à faire et devait être fait.

Heureusement, à cette époque, existait un homme ayant toutes les qualités d'un apôtre, dont les qualités du cœur égalaient celles de l'esprit, j'ai nommé Théophile Roussel, alors député. Après avoir longuement étudié la question, il déposa un projet de loi, dont l'exposé des motifs fut lu à l'Assemblée législative, le 24 mars 1873. Là, Théophile Roussel mit à nu cette plaie sociale causée par les nourrices sur lieu. Une commission parlementaire fut nommée pour étudier ce projet de loi. Combien les procès-verbaux d'enquête de cette laborieuse commission renferment de dépositions, aussi instructives que poignantes !

Le docteur Monod s'exprime ainsi : « De 1858 à 1870, dans le canton de Montsouche, sur 3.950 femmes, 2.700 quittèrent le pays pour aller se placer comme nourrices sur lieu; 779 des enfants de ces mères sont morts, dans un laps de temps qui a varié de huit jours à trois mois après leur retour de Paris, soit 33 %. Pendant la guerre, aucun départ de nourrices : mortalité des enfants, 17 %.

Dans les neuf premiers mois de l'année 1873, il y a eu, dans le canton que j'habite, dit-il, 272 naissances. Déjà 152 mères sont parties pour nourrir sur lieu, et déjà 72 de leurs enfants sont morts ! »

Un accoucheur philanthrope et déjà puériculteur, membre de l'Académie de médecine, Blot, demande avec éloquence à la Commission, de protéger « une catégorie d'enfants trop oubliée, celle des *frères de lait*, ou mieux, des *frères ennemis*, c'est-à-dire des enfants délaissés par leur mères, qui vont vendre leur lait, ce qui constitue de véritables *infanticides* ou *homicides* ».

Après avoir pris connaissance de ces dépositions, et de bien d'autres, toutes aussi suggestives, Théophile Roussel, dans un rapport, lu le 3 juin 1874, s'exprime ainsi :

Tout ce qui éloigne l'enfant de la mère le met en état de souffrance et en danger de mort.

Mesdames et Messieurs, cette phrase si simple devrait être affichée sur les murs de toutes nos écoles; elle devrait être sue et comprise par tous les élèves des deux sexes, car il n'en est pas qui renferme une plus grande idée morale, une plus grande idée sociale, il n'en est pas qui soit plus juste et plus vraie !

Le grand citoyen Théophile Roussel, après avoir ciselé cette pure vérité, la commente ainsi :

« L'observation de cette loi de la vie organique est *tellement fondamentale* pour les sociétés humaines, qu'on est surpris de rencontrer dans l'allaitement mercenaire, un fait aussi ancien et aussi répandu. A toutes les époques il se montre comme un des tristes privilèges des familles amollies par le luxe. Dans les sociétés antiques, il s'est multiplié à mesure que ces sociétés sont entrées en décomposition. »

Et le 23 mars 1874, l'ensemble de la loi protectrice de l'enfance fut adopté définitivement par la Chambre des députés et cette loi fut justement connue, depuis cette époque, sous le nom de *loi Roussel*.

L'article de cette loi, qui doit ou devrait protéger l'enfant de la nourrice est l'article 8, ainsi formulé :

« Toute personne qui veut se placer nourrice sur lieu est tenue de se munir d'un certificat du maire de sa commune, indiquant si son dernier enfant est vivant ou décédé, et, s'il est vivant, constatant qu'il est âgé de 7 mois révolus, ou, *s'il n'a pas atteint cet âge, qu'il est allaité par une nourrice n'ayant pas d'autre nourrisson.* »

Cette loi, publiée depuis 1874, loi qui assure en principe à chaque enfant, au moins un minimum, c'est-à-dire le lait de sa mère pendant sept mois, est-elle exécutée ? Malheureusement non. Et ce fait prouve une fois de plus que, s'il est bon de changer, de modifier les lois, il est surtout indispensable de changer, de modifier les mœurs.

Cette loi n'est pas exécutée, parce que les pauvres petits abandonnés ne peuvent réclamer, ils ne peuvent fonder un syndicat, ils se contentent de faire entendre quelques plaintes !... avant de mourir. Cette loi tutélaire est constamment violée, parce que le certificat légal n'est pas constamment exigé, parce que quand il existe, il n'est pas toujours conforme à la vérité.

De plus, le paragraphe de l'article 8, que je viens de vous citer, présente une fissure par où s'échappe en grande partie l'action bienfaisante de la loi.

Il suffit à une nourrice qui veut se placer quelques mois après son accouchement, de dire que son enfant *sera allaité au sein par une femme n'ayant pas d'autre nourrisson*, et personne ne va vérifier son dire.

Il résulte de là, que sous le couvert de la loi, les choses se passent actuellement à peu de chose près, comme elles se passaient avant 1874.

Cependant, bien des efforts ont été tentés pour faire respecter « *la principale mesure protectrice* » ordonnée par la loi de 1874. C'est ainsi, qu'à l'instigation de M. Henri Monod, alors directeur de l'Assistance publique en France, le Ministre de l'Intérieur, M. Ch. Dupuy, adressa à tous les préfets une circulaire dans laquelle il rappelle et affirme l'esprit de la loi, dans des termes qu'on ne répétera jamais assez, à savoir : « que le lait de la femme appartient non à elle, mais à son enfant : qu'elle n'a pas le droit d'en trafiquer à sa guise, et que si elle peut être admise à le céder à un enfant étranger, c'est seulement lorsqu'il est légitime de présumer qu'il n'est plus *indispensable à la vie et à la santé du sien*. »

Il en fut de cette circulaire comme de tant d'autres !

Aussi, l'Académie de médecine, dans sa séance du 24 mars 1903, a-t-elle émis le vœu que le deuxième paragraphe de l'article 8 de la loi Roussel fût ainsi formulé :

« *Toute personne qui veut se placer nourrice sur lieu, est tenue de se munir d'un certificat du maire de sa commune, indiquant si son dernier enfant est vivant ou décédé, et, s'il est vivant, constatant qu'il est âgé de 7 mois révolus.* »

Quand ce vœu sera sanctionné par un vote de nos Assemblées législatives, l'article 8 pourra être facilement respecté par tous les maires, l'acte de naissance de l'enfant étant suffisant pour signer à bon droit le certificat demandé par toute candidate nourrice.

Toujours pour faire pénétrer, dans l'esprit des masses, le droit imprescriptible de l'enfant, l'Académie de médecine, à propos d'une instruction sommaire sur l'hygiène de l'alimentation des enfants du premier âge, qui lui était demandée par le gouvernement, a-t-elle cru indispensable de faire précéder cette instruction approuvée dans sa séance du 7 juin 1904, par les trois affirmations suivantes :

1° *L'allaitement maternel est le seul mode d'alimentation naturelle.*

2° *Toute mère a le devoir d'allaiter son enfant. L'enfant a droit au lait de sa mère.*

3° *L'enfant séparé de sa mère court les plus grands risques, il doit donc, autant que possible, être soigné par elle.*

Il résulte donc de ce que je viens de vous exposer, et sans qu'il soit nécessaire d'entrer dans d'autres développements, que quand, actuellement, vous voyez, allaitant un enfant, sur un banc d'une promenade publique, une nourrice, la tête ornée d'un bonnet aux longs et larges rubans voyants, vous pourrez presque toujours penser que ce fait révèle l'action coupable de deux mères. L'une, qui a trafiqué de son lait, l'autre, qui, à l'aide de son argent, a privé un petit malheureux de ce qui lui appartenait, et qui lui était absolument nécessaire pour vivre.

Si, sans aucun scrupule, j'accuse les mères qui, pouvant allaiter, n'allaitent pas, si, avec conviction, je les déclare coupables quand, à l'aide de leur argent elles dépouillent un pauvre petit être du seul trésor que souvent il possède, je suis le premier à reconnaître qu'on peut, pour elles, plaider les circonstances atténuantes.

Je ne veux parler ici ni de l'égoïsme plus ou moins féroce des mères et de l'entourage de ces femmes coupables, je veux surtout montrer le rôle de certains complices. Et ces complices quels sont-ils ? Je déclare et je proclame, sans aucune hésitation, que pendant longtemps ces complices furent les *médecins*.

J.-J. Rousseau avait très bien vu et démasqué le rôle de ces derniers; au moins sur ce point, il était dans la vérité. « J'ai vu, dit-il, le petit manège des jeunes femmes qui *feignent* de vouloir nourrir leurs enfants, et qui savent se faire presser de renoncer à cette fantaisie, en faisant adroitement intervenir les époux, les médecins et les mères. » Je viens de dire que j'abandonnais aujourd'hui le rôle des époux et des mères et que je ne m'attacherais qu'à exposer celui joué par les médecins.

Ce rôle, Rousseau l'avait stigmatisé dans des termes si vrais et si malicieux, que je vous demande la permission de les citer textuellement : « La ligue des femmes et des médecins, dit-il, m'a toujours paru l'une des plus puissantes singularités de Paris. C'est par les femmes que les médecins acquièrent leur réputation, et c'est par les médecins que les femmes font leurs volontés. On se doute bien, par là, quelle est la sorte d'habileté qu'il faut à un médecin de Paris pour devenir célèbre »

Je tiens de suite à faire remarquer ici qu'il ne s'agit que des médecins de Paris seulement, ceux de Lyon étant hors de cause.

Et combien il était facile aux médecins parisiens de jouer leur rôle ! ils n'avaient, pour cela, qu'à s'appuyer sur leurs souvenirs classiques ou scolastiques. En effet, depuis les temps les plus reculés, jusque dans ces dernières années, tous les accoucheurs ayant écrit sur ce sujet ont consacré un chapitre à l'énumération des qualités que doit posséder une bonne nourrice. Or, ces qualités sont telles et si nombreuses, qu'il n'est, pour ainsi dire, une seule femme les possédant toutes. Dans ces conditions, un médecin avisé et quelque peu dépourvu de vraie science et conscience, devinant le désir réel de sa cliente, s'appuyait bien vite sur ses auteurs pour déclarer que chez la jeune et intéressante mère, une impossibilité native, une anémie acquise, un système nerveux trop vibrant, et bien d'autres choses encore, constituaient des contre-indications à l'allaitement, et le tour était joué.

Et puis, une autre raison encore faisait agir ainsi nombre de médecins, il faut avoir le courage de le dire. La première maternité du sein, n'est point une chose qui se fasse toujours facilement, loin de là. Cette fonction exige toujours une surveillance spéciale, attentive ; elle est quelquefois très pénible, et engage fortement la responsabilité du médecin. Oh ! alors, il est plus facile d'esquiver cette surveillance et cette responsabilité, en prenant de suite une nourrice chez laquelle la fonction est franchement établie !

Enfin, il faut aller jusqu'au bout et reconnaître que, sur ce point, jusque dans ces dernières années, les médecins ne possédaient qu'une instruction absolument insuffisante. Dans les Facultés, dans les Ecoles de médecine, on leur apprenait la théorie, mais la leçon de choses, la seule vraiment fructueuse, leur faisait absolument défaut. Pourquoi ? peut-être parce que les Facultés, les Ecoles de médecine ne faisaient pas ce qu'elles devaient faire, mais surtout parce qu'un préjugé difficile à déraciner, oh combien ! exerçait son influence néfaste. Quand je dis un préjugé, j'ai tort, je dois dire deux préjugés, et je vais vous les faire connaître.

Tout d'abord, on considérait comme une chose inconvenante, l'entrée des étudiants dans les maternités. Ensuite, il était admis que le contact de ces mêmes étudiants était éminemment dangereux pour les nouvelles accouchées. Aussi, de même que bien souvent un médecin obtenait son diplôme sans avoir vu un accouchement, de même aussi, souvent, il commençait à faire de la clientèle sans avoir d'autre bagage scientifique sur l'allaitement des nouveau-nés, que des notions purement théoriques.

Heureusement, ces choses commencent à se modifier. On a fini par comprendre qu'il n'y avait absolument rien d'inconvenant à montrer aux étudiants des femmes accouchant, et aujourd'hui, on exige de tous les étudiants, un stage obligatoire dans une maternité.

Cette pénétration des étudiants dans toutes les maternités a-t-elle fait courir des dangers aux accouchées, a-t-elle été la cause de désastres dans les maternités ? Je puis vous répondre par des faits précis. Bien que je sache combien le moi est haïssable, je ne crois pourtant mieux faire qu'en vous faisant connaître ce qui s'est passé et se passe dans la maternité que j'ai l'honneur de diriger. Depuis tantôt vingt ans que le stage obstétrical est obligatoire, je reçois dans mon service, à la clinique Baudelocque, chaque année, des centaines de stagiaires, je puis dire que chaque année leur nombre s'accroît, eh bien, je proclame que, constamment, la morbidité et la mortalité diminuent, et diminuent à ce point que depuis le mois de novembre 1906 jusqu'à aujourd'hui, sur *1.000 femmes* qui sont venues accoucher à la clinique Baudelocque, nous n'eûmes à déplorer la mort que *d'une seule mère*. Il faut qu'on sache aujourd'hui que le danger de contamination, qui existait avant l'ère pastorienne, n'existe plus. Et il ne faut pas non plus qu'on ignore que l'entrée des étudiants dans les salles de malades quelconques, du moment qu'elle ne constitue plus un danger pour les malades, affirme pour ces derniers une véritable garantie. On ne peut, devant eux, laisser les malades sans soins. Les commissions administratives des hôpitaux et hospices qui, ayant la responsabilité morale des malades, avaient, avec raison, jusqu'à il y a trente ans, redouté et interdit l'accès des étudiants dans les salles de malades, manqueraient à leur devoir en continuant ces errements à l'heure actuelle.

D'après ce que je viens de vous dire, j'ai le ferme espoir que le nombre des mères ne voulant nourrir ira constamment en diminuant, soit par raison de sentiment, soit par nécessité, et que cet être immoral, la nourrice mercenaire, finira par disparaître. Mais vous voyez combien d'efforts synergiques sont encore nécessaires pour obtenir la réalisation de cet idéal.

A côté des mères qui ne veulent pas allaiter et qui prennent une nourrice, il y a toutes celles qui, ne pouvant pas prendre une nourrice sur lieu, parce que cette dernière coûte généralement assez cher, s'imaginent aujourd'hui qu'elles peuvent sans danger, ou élever leur enfant à l'aide de l'allaitement artificiel, ou le confier à une nourrice qui l'alimentera soit au sein, soit autrement. Je vais vous démontrer combien elles se trompent.

De tout temps, il a été prouvé que les nouveau-nés privés du lait de leur mère et nourris à l'aide du lait fourni par un animal quelconque mouraient dans une proportion infiniment plus considérable que ceux élevés au sein maternel.

Je n'ai pas besoin d'insister sur ce fait. Mais depuis que l'on sait qu'il est possible de faire disparaître dans le lait de vache, de chèvre ou d'ânesse les germes pathogènes, les mauvais germes, on a cru que le lait dit *stérilisé* pourrait remplacer le lait maternel.

A l'aide du lait stérilisé, on a proposé de faire de la *Puériculture à bon marché!* Pour certain statisticien, se croyant puériculteur, le rôle des mères allait se borner à mettre les enfants au monde, les enfants seraient élevés en grand nombre dans des usines, et par cela même à bon marché ! Combien il faut rabattre de ce mirage trompeur et dangereux ! Il appartient aux vrais puériculteurs, à ceux qui ont longuement observé, d'avertir les mères, et de leur crier bien haut : *si la stérilisation du lait constitue un progrès immense, un bienfait considérable*, si ce lait stérilisé doit constituer la *deuxième nourriture* de l'enfant, il faut bien savoir qu'il ne constituera jamais *une bonne première nourriture pour le nouveau-né*. Quant à la nourrice qui, loin de sa famille, doit donner son lait à un enfant étranger, nous savons, nous, quelle est sa valeur, le plus souvent. Si son propre enfant est jeune, c'est lui qui, presque toujours, aura la meilleure part. On peut affirmer, en règle générale, que quand une seule nourrice doit allaiter deux enfants, constamment, il y en a un des deux qui souffre.

J'arrive maintenant aux mères qui ne *peuvent* pas allaiter, par raison d'ordre social.

Cette catégorie comprend bien des éléments divers, mais la cause qui empêche l'allaitement est la même : l'allaitement empêcherait la mère de travailler pour vivre. C'est le cas de l'ouvrière qui travaille dans une usine; c'est le cas de nombre de femmes fonctionnaires; c'est le cas de nombre de malheureuses mères privées de toute aide et de toute protection. C'est aussi le cas d'un assez grand nombre de femmes fonctionnaires. Ainsi, on a considéré pendant longtemps et tout récemment encore qu'une institutrice, une directrice d'école, ne pouvait donner des soins à son enfant dans sa classe. Des inspecteurs ont trouvé la chose inconvenante. Comme ils font penser à ce personnage disant : « Cachez ce sein que je ne saurais voir. » J'espère que le Ministre de l'Instruction publique va lancer une circulaire permettant et encourageant l'allaitement maternel de toutes les mères institutrices de France.

Pour toutes ces femmes, deux solutions seules sont possibles : ou placer leur enfant en nourrice ou l'abandonner.

Que deviennent ces enfants ? nous allons brièvement examiner leur sort.

J'ait fait et fait faire bien des recherches à ce sujet, elles aboutissent toutes aux mêmes résultats.

Ne voulant pas vous infliger le supplice que comporte l'énumération de longues statistiques, je vous en donne le résumé : sur 1.000 enfants, combien meurent de 1 jour à 2 ans ?

Elevés au biberon, dans le milieu familial, ou par une nourrice connue de la famille :

En moyenne 30 pour 100.

Allaités par une étrangère : 40 pour 100.

Elevés au biberon par une nourrice inconnue de la mère : 60 pour 100.

Et les dernières statistiques datent d'hier !

Ne prouvent-elles pas combien Théophile Roussel était dans le vrai en disant : « *Tout ce qui éloigne l'enfant de la mère le met en état de souffrance et en danger de mort.* »

Je dirai plus, toutes les statistiques démontrent que, plus l'enfant est éloigné du milieu familial, plus il a de chances de mourir. Tous les ans, le comité de protection de l'enfance du département de la Seine fait cette constatation, et dans son dernier rapport, M. Lépine, préfet de police, qui est le président du comité, signalait le fait au Ministre, dans les termes suivants :

« La mortalité des enfants originaires de la Seine et placés en nourrice dans ce département a été inférieure, dans une proportion d'un cinquième, à la mortalité des enfants nés dans la Seine et placés en nourrice dans l'ensemble des sept départements où leur mortalité spéciale a pu être connue. On peut dire que c'est environ *cinq enfants dont l'existence a été sacrifiée*, par le fait de leur envoi en nourrice loin du foyer familial. »

Je ne veux pas parler ici des enfants dits *abandonnés*, qui sont confiés aux soins de l'Assistance publique. Ceux-là sont privés, du même coup, du lait maternel et de toute famille. Je reconnais qu'à l'Assistance publique, surtout depuis vingt-cinq ans, et particulièrement sous l'influence de son éminent directeur, Henri Monod, et de celle de son successeur, M. Mirman, il a été fait des efforts considérables pour améliorer le sort de ces petits malheureux. Mais, quoi qu'on fasse, quelle que soit l'administration et la philanthropie de ceux qui la représentent, jamais on ne pourra garantir certainement le sort des enfants, sans la mère, sans la famille.

Et la preuve, c'est que dès qu'un enfant est confié à l'Assistance publique, celle-ci va de suite à la recherche de celle qui, à prix d'argent, usurpe le nom de mère, c'est-à-dire d'un nourrisson et quelquefois — même encore à l'heure actuelle — l'Administration lèse-t-elle les intérêts des enfants de ces nourrices, parce que ne recherchant que l'intérêt de ses protégés.

On peut donc dire que toutes les statistiques concernant la mortalité infantile font apparaître comme un leit motive, l'aphorisme de Théophile Roussel : *Tout ce qui éloigne l'enfant de la mère le met en état de souffrance et en danger de mort.*

Aussi a-t-on cherché depuis longtemps, et aujourd'hui plus que jamais, les moyens de permettre aux mères malheureuses de conserver leurs enfants près d'elles et de les alimenter aussi bien que possible. En face de notre faible natalité, que l'on qualifie non sans raison de « dépopulation de la France », sous l'influence des appels incessants et inlassables des économistes philanthropes et des puériculteurs, assistons-nous à l'éclosion de manifestations aussi nombreuses que diverses, pour conserver autant que possible les enfants qui naissent. Dans ces conditions, je crois qu'il est chose nécessaire, pour que cet élan généreux, mais non éclairé et mal dirigé n'aboutisse qu'à des résultats stériles, d'étudier ce que doit être l'assistance aux mères nécessiteuses, afin qu'elle soit réelle, efficace, fructueuse et surtout non dangereuse.

Pour cela, il est indispensable que nous nous mettions en face de la réalité, réalité qui, pour un trop grand nombre de personnes est, aujourd'hui encore, imprécise ou même insoupçonnée.

Parmi les moyens d'assistance mis en faveur des mères et des enfants pauvres, je puis citer, par ordre chronologique : les crèches, les gouttes de lait, les consultations de nourrissons, puis des sociétés philanthropiques, comme la Charité maternelle, la société de l'Allaitement maternel,etc., et enfin, la ou les mutualités maternelles.

Examinons rapidement ce que peut donner et ce que donne réellement chacun de ces organismes, les avantages et les inconvénients qu'ils présentent.

Les *crèches*, établissements dans lesquels on donne asile, pendant le jour, aux petits enfants pauvres âgés de moins de deux ans, créées, on peut le dire, par les Marbeau, se sont multipliées dans des proportions considérables, depuis une trentaine d'années, car on n'en comptait que 35 à Paris et 75 dans le reste de la France, en 1875.

Ces garderies d'enfant, créées dans un but philanthropique, jouent-elles un rôle utile ? Doivent-elles être multipliées ? Leurs partisans disent : en gardant son enfant pendant les heures de travail de l'ouvrière, la crèche permet à la mère de gagner sa vie par ses propres efforts. Cela est vrai, et c'est là le côté séduisant.

Voyons la réalité. Combien de crèches en France présentent les garanties de sécurité, de salubrité réclamées par la loi ? Combien possèdent le nombre de gardiennes nécessaires ?

Les rapports des inspecteurs de l'Assistance publique nous renseignent à ce sujet. Mais en admettant que toutes les crèches possèdent une installation parfaite à tous les points de vue, elles n'en constitueraient pas moins, par leur essence même, des établissements doublement dangereux. Est-ce que les hygiénistes ne sont pas d'accord, aujourd'hui, pour reconnaître les méfaits de toute agglomération d'enfants ? Mon ami Bertillon écrit avec raison : « Une collection d'enfants est assez comparable à une poudrière; il suffit d'une seule étincelle, je veux dire d'un seul germe nuisible, pour mettre le feu aux poudres. »

Lisez et relisez les rapports faits sur le fonctionnement des crèches, et vous pourrez constater combien fréquemment on est obligé de fermer ces établissements pour cause d'épidémie.

De plus, les crèches, en recevant les enfants pendant les premiers mois de leur existence, facilitent l'abandon de l'allaitement maternel.

La seule crèche à recommander, la crèche idéale, serait la crèche où toutes les règles de l'hygiène seraient appliquées et où ne seraient reçus que les enfants connus et où tout enfant pourrait être allaité par sa mère. C'est ce qui est réalisé, mais d'une façon trop exceptionnelle, hélas ! dans certaines crèches, dites crèches industrielles (1).

Ces crèches ne recueillent que les enfants des ouvrières d'une même usine, par conséquent, se connaissant toutes. Ces petits établissements institués dans l'usine même, permettent

1. Voir Paquy, De l'Allaitement maternel chez les ouvrières employées dans l'industrie, in *Annales de gynécologie et d'obstétrique* 1906, p. 250 et suiv.

très facilement l'allaitement maternel, et cela sans léser les intérêts du patron ni de l'ouvrière. Ce sont les seules crèches qui devraient exister et qui devraient être annexées à tous les établissements, à toutes les usines, où les femmes sont employées.

Les *Gouttes de lait* sont recommandées par nombre de personnes et on a cherché à les multiplier, est-ce désirable ? Assurément, on fait une bonne chose en créant un établissement où les mères nécessiteuses peuvent trouver gratuitement, ou à bon marché, d'excellent lait et de bons conseils. Mais, là encore, il y a un gros danger, et trop de partisans ont oublié que quand notre confrère, le docteur Dufour, a créé la première goutte de lait, à Fécamp, il a pris pour devise : *Faute de mieux*. Ce danger, vous l'avez déjà deviné, c'est cette facilité pour les mères de trouver du bon lait et à le substituer au leur même quand leurs enfants sont très jeunes, c'est en un mot, qu'on le veuille ou non, un encouragement à l'abandon de l'allaitement maternel.

Qu'on ne se méprenne point sur ma pensée. Ces gouttes de lait peuvent rendre de grands services. Tous les efforts faits pour doter les villes de bon lait doivent être loués et encouragés. Je sais que la municipalité lyonnaise a déjà fait et a l'intention de faire de grands sacrifices pour que les enfants de notre ville aient du bon lait, je ne saurais assez vous en féliciter. Mais, qu'on sache bien que ce bon lait n'est véritablement bon que quand il doit constituer la *deuxième nourriture*, et, tout à fait exceptionnellement, la *première*.

J'arrive maintenant aux fameuses consultations de nourrissons.

Je suis le premier à reconnaître que ces mots : *consultations de nourrissons*, ont eu une heureuse fortune, ce qui prouve au moins qu'ils ont été bien lancés. Parlez aujourd'hui de *décroissance de la population, de mortalité du premier âge, d'alimentation du nouveau-né*, on vous répond par : consultations de nourrissons, consultations de nourrissons ! Comme je l'ai dit à l'Académie de médecine, c'est la tarte à la crème du corbillon de Molière. Quelques esprits, et même de hauts fonctionnaires, songent à rendre obligatoires pour les communes l'installation de consultations de nourrissons ! Mais qu'est-ce donc qu'une consultation de nourrissons ? Un homme d'État et non des moindres, aussi philanthrope que sympathique, a caractérisé théoriquement et synthétiquement ces établissements en disant : « Ils sont constitués par une *balance* et un *médecin.* » On lui a répondu, avec autant de raison que d'esprit, qu'il fallait aussi une *clientèle.*

C'est mon collègue et ami le professeur Alphonse Herrgott qui, le premier, a constitué, à Nancy, ce que l'on peut appeler une consultation de nourrissons, bien qu'il l'ait appelée l'*Œuvre des mères.*

Il encouragea les mères accouchées dans sa maternité à y revenir d'une façon régulière, avec leurs enfants. Ces derniers sont pesés, et les mères dont les enfants présentent le plus bel accroissement sont récompensées, et toutes reçoivent des conseils relatifs à l'alimentation de leurs nouveau-nés.

Voilà, en somme ce qu'est et ce que peut être une consultation de nourrissons. Il faut donc, pour la constituer : un médecin dévoué, une balance et des mères pouvant non seulement conserver près d'elles et allaiter leurs enfants, mais encore pouvant et devant les amener régulièrement à cette consultation.

Vous voyez de suite quelles conditions exceptionnelles elle exige pour pouvoir fonctionner. Et c'est cela que l'on veut généraliser dans toutes les communes, c'est cela que l'on veut rendre obligatoire ! Toutes les mères seront obligées, quelle que soit la distance qu'elles auront à parcourir et quelle que soit la saison, de venir faire peser leurs enfants ! on ne dit pas combien de fois par mois.

Eh bien, non, il faut voir la réalité de plus près. Et alors, on comprendra que ce qui a été créé par M. Herrgott, ce qui a été vulgarisé par P. Budin, sous le nom de consultations de nourrissons, a rendu et peut et doit rendre des services, mais seulement dans des conditions déterminées.

Mes collègues ont créé dans leurs maternités un organisme constituant un bienfait pour les étudiants en médecine, qui peuvent étudier maintenant l'hygiène du nouveau-né. Avec ces consultations, suivies par un certain nombre d'enfants, les étudiants peuvent et pourront observer les crises subies par l'enfant pendant les deux premières années. Et si ces enfants ne viennent pas assez nombreux, on aura le devoir, pour les attirer, de payer les mères. Voilà pourquoi toutes les maternités doivent avoir des consultations de nourrissons, subventionnées par les Municipalités, les Conseils généraux ou l'État.

Voilà, en résumé, le rôle utile, mais limité, que peuvent et doivent jouer les consultations de nourrissons.

Quant aux sociétés dues à l'initiative privée, créées dans le but de favoriser l'allaitement maternel, on ne saurait assez souhaiter leur développement, mais à une condition, c'est qu'elles n'aient point dans leurs statuts de clauses restrictives et que l'assistance et les secours de toute nature fournis par ces sociétés ne favorisent que l'allaitement maternel.

Enfin, les *mutualités maternelles* fonctionnent déjà à Paris, à Lyon, et dans quelques villes; en voie de formation dans beaucoup d'autres, elles pourront, selon toutes probabilités, et d'après les résultats déjà obtenus à Paris, rendre les plus grands services à la cause pour laquelle nous luttons.

De tout ce que je viens de vous exposer brièvement — mais peut-être trop longuement pour vous — il résulte que tous les efforts ayant pour but la conservation des enfants doivent, pour être véritablement et puissamment efficaces, tendre à ce qu'aucun enfant ne soit privé ou dépouillé de ce qui lui appartient. Ils doivent tous tendre à ce que les enfants ne soient pas séparés de leurs mères, à ce que toutes les mères puissent allaiter leurs enfants, à ce que toutes les femmes soient assez éclairées pour les bien soigner et pour faire appel au secours médical quand celui-ci est nécessaire. Ce n'est pas aux enfants à venir au médecin, c'est au médecin à aller près des enfants.

On a dit que l'assurance sociale légale en faveur des mères privées de ressources nécessiterait, de la part de la société, des dépenses énormes. C'est là une erreur. Est-ce que la société ne paie rien actuellement pour tous les enfants abandonnés ? Eh bien, donnez à la mère ce que vous donnez à la nourrice, faites que la mère soit la *nourrice payée de son enfant*, et la dépense de demain ne sera pas plus grande que la dépense d'aujourd'hui, et vous aurez fait, vous, société, une économie énorme de vies humaines.

Oui, certes, il y a des dépenses à faire, et si vous les déclarez impossibles, ne vous plaignez plus de la dépopulation et surtout ne vous donnez plus le titre de nation civilisée, vous ne le méritez pas. Mais je suis rassuré. A une époque où l'on a enfin compris que l'assistance à la vieillesse était, dans une société civilisée, une chose indispensable, inéluctable, au moment où cette belle loi sur l'assistance obligatoire aux vieillards privés de secours commence à être appliquée, il serait monstrueux qu'on n'agît pas de même pour l'assistance obligatoire aux enfants. Vous avez respecté, sanctifié le travail d'hier, préparez, protégez le travail de demain : *l'assurance du lait maternel aux enfants doit être le corollaire de l'assurance du pain quotidien aux vieillards.*

Cela fait, que toutes les filles de France apprennent dans les écoles communales les soins à donner aux nouveau-nés, qu'elles soient préparées de bonne heure à devenir mères et que toutes les municipalités prennent les mesures nécessaires pour supprimer le lait mauvais ou adultéré, et alors seulement on aura fait des choses vraiment utiles pour la conservation de nos enfants.

Eh bien, je suppose que cet idéal soit réalisé, que tous les enfants soient allaités et soignés par leurs mères, toutes éclairées, que la deuxième nourriture soit toujours constituée par du lait sain et non baptisé, que tous nos enfants soient placés dans les meilleures conditions hygiéniques et soustraits aux traumatismes et accidents, les conserverons-nous tous ? Hélas ! non.

Il en est trop malheureusement aujourd'hui que l'on ne peut conserver, même dans les meilleures conditions. Pourquoi ? Parce que leur première vie a été incomplète, parce que la maturité leur fait défaut. Semblables aux fruits verts détachés de la branche par un coup de vent, ils ne peuvent être conservés. En admettant que tous nos enfants aient accompli tous leur première vie d'une façon normale et complète, les conserverons-nous tous ? Hélas ! non. Pourquoi ? Parce que beaucoup, comme les fruits, apparaissent renfermant un ver.

Peut-on faire que les enfants ne naissent pas prématurément ? Peut-on, aujourd'hui, empêcher les enfants de naître avec le *ver*, avec la *tare*, qui, fatalement, les empêchera de se développer normalement ? Les puériculteurs n'hésitent pas à vous répondre par l'affirmative et à vous donner cette immense consolation.

Et si vous le voulez bien, prévenus du sujet que j'aurai à traiter devant vous, je viendrai, l'an prochain, esquisser les deux grands chapitres de Puériculture que je viens de vous faire entrevoir.

Non seulement je considère que toutes ces choses doivent être dites, mais j'estime qu'elles doivent être connues et sues de tous, et j'ai la conviction que sur ce terrain, il ne peut y avoir de dissentiment.

De la Puériculture dépend absolument la *Conservation et l'amélioration de l'espèce humaine;* quelles que soient les convictions philosophiques, religieuses ou politiques de chacun, il est une chose que nous possédons tous, c'est l'amour de l'humanité, eh bien, au nom de la famille, au nom de la patrie, au nom de l'humanité, je vous convie sur ce terrain de la Puériculture qui constitue l'une des parties les plus importantes de la religion de l'humanité.

12456 — Lyon, Imp. Réunies (Anciennes Maisons Delaroche et Schneider).

www.ingramcontent.com/pod-product-compliance
Ingram Content Group UK Ltd.
Pitfield, Milton Keynes, MK11 3LW, UK
UKHW021037200726
13857UKWH00005B/1765

9 782012 882058